U0883067

中国肾癌诊治指南

2013 版

CSCO 肾癌专家委员会　编著

人民卫生出版社

图书在版编目（CIP）数据

中国肾癌诊治指南：2013 版 /CSCO 肾癌专家委员会编著 . —北京：人民卫生出版社，2013

ISBN 978-7-117-18019-1

Ⅰ. ①中…　Ⅱ. ①C…　Ⅲ. ①肾癌 – 诊疗　Ⅳ. ①R737.11

中国版本图书馆 CIP 数据核字（2013）第 207474 号

中国肾癌诊治指南 2013 版

编　　著：CSCO 肾癌专家委员会	**经　　销：**新华书店
出版发行：人民卫生出版社（中继线 010-59780011）	**开　　本：**787 × 1092　1/16
地　　址：北京市朝阳区潘家园南里 19 号	**印　　张：**3
邮　　编：100021	**字　　数：**55 千字
E - mail：pmph @ pmph.com	**版　　次：**2013 年 9 月第 1 版　2014 年 10 月第 1 版第 2 次印刷
购书热线：010-59787592　010-59787584　010-65264830	**标准书号：**ISBN 978-7-117-18019-1/R · 18020
印　　刷：北京盛通印刷股份有限公司	**定　　价：**26.00 元

打击盗版举报电话：010-59787491　E-mail：WQ @ pmph.com

（凡属印装质量问题请与本社市场营销中心联系退换）

指南编写组成员

指南顾问： 孙　燕　中国医学科学院肿瘤医院

秦叔逵　解放军第八一医院 全军肿瘤中心

编写组长： 郭　军　北京大学肿瘤医院

马建辉　中国医学科学院肿瘤医院

副 组 长： 叶定伟　复旦大学附属肿瘤医院

周芳坚　中山大学肿瘤防治中心

何志嵩　北京大学泌尿外科研究所 北京大学第一医院

执 笔 人： 盛锡楠　北京大学肿瘤医院

编写组成员（按姓氏拼音排序）

毕　锋　四川大学华西医院

曹登峰　北京大学肿瘤医院

陈映霞　解放军第八一医院 全军肿瘤中心

黄翼然　上海交通大学医学院附属仁济医院

梁后杰　西南医院 第三军医大学附属第一医院

梁　军　青岛大学医学院附属医院

刘基巍　大连医科大学附属第一医院

刘文超　西京医院 第四军医大学第一附属医院

潘跃银　安徽医科大学第一附属医院

束永前　江苏省人民医院

宋　鑫　云南省肿瘤医院

王维博　山东省立医院

王秀问　山东大学齐鲁医院

吴晓安　解放军第 174 医院 南京军区肿瘤中心

谢晓冬　沈阳军区总医院

姚　欣　天津医科大学附属肿瘤医院

于世英　华中科技大学同济医学院附属同济医院

张艳桥　哈尔滨医科大学附属肿瘤医院

周爱萍　中国医学科学院肿瘤医院

CSCO肾癌专家委员会
Renal Carcinoma Committee

目　　录

CSCO肾癌专家委员会依据循证医学基本原则(表1),参考美国国家综合癌症网络(National Comprehensive Cancer Network,NCCN)制定的《肾癌临床实践诊治指南》[1]和欧洲泌尿外科协会(European Association of Urology,EAU)制定的《肾癌诊治指南》[2]制定本指南。本指南针对肾癌(renal cell carcinoma,RCC),但不包括来源于肾间质以及肾盂尿路上皮系统的各种肿瘤。

表1　CSCO肾癌指南证据及专家共识分类

分类	定义
1	推荐基于高水平证据(如随机对照试验),获得CSCO专家委员会一致认同
2A	推荐基于较低水平证据,获得CSCO专家委员会一致认同
2B	推荐基于更低水平证据,获得CSCO专家委员会的基本认同
3	推荐基于任意水平证据,CSCO专家委员会部分专家认同

本指南中所有推荐,除非特别标注,均为2A推荐。

1 流行病学及病因学

肾癌约占成人恶性肿瘤的2%~3%。在流行病学上，肾癌发病具有明显的地区、性别、种族以及年龄上的差异特点。2010年发布的Globocan数据显示[3]，2008年全球肾癌发病率和死亡率分别为4.0/10万和1.5/10万，男性分别为5.2/10万和2.2/10万，女性分别为2.8/10万和1.1/10万。在世界范围内，各国家或地区肾癌的发病率存在巨大差异，发达国家比发展中国家肾癌发病率平均高10~15倍，发病率最高的地方是捷克，男性发病率为23.6/10万、女性10.9/10万（1998—2002），而非洲的冈比亚发病率很低，男性为1.0/10万、女性为0.8/10万（1998—2002）。城市人口肾癌发病率高于农村人口。此外，肾癌的发病率亦有性别及种族差异，男性肾癌发病率高于女性，美国非洲裔人肾癌发病率比其他族裔美国人发病率高10%~20%。

我国各地区肾癌的发病率及死亡率差异也较大，据全国肿瘤防治研究办公室和卫生部卫生统计信息中心统计我国试点市、县2009年肿瘤发病及死亡资料显示[4-7]：①肾及泌尿系统其他恶性肿瘤（肾盂、输尿管、尿道）的发病率为3.03/10万，同期死亡率1.89/10万。由于在数据处理时未单独统计肾癌，因此我国肾癌的实际发病率可能还要低于上述数字。总体上，我国肾癌发病率仍处于较低水平，但由于我国人民生活水平的不断提高、人均寿命的不断延长、健康查体的日益普及等原因，我国肾癌的发病率、死亡率以及治疗后的生存率具有逐年增高的趋势，但以发病率的增高最明显，死亡率增加较缓慢，治疗后生存率稍有提高。②男性发病率、死亡率明显高于女性，男女比例约为 2∶1。③城市地区肾癌发病率和死亡率明显高于农村地区。④发病年龄可见于各年龄段，高发年龄在 50~70 岁。

依据是否具有家族遗传性的特点可以把肾癌分为遗传性肾癌（家族性肾癌）和散发性肾癌两种。遗传性或家族性肾癌是指具有特定的基因改变并具有家族聚集倾向的肾癌，约占全部肾癌的 2%~4%。故临床上所诊断的肾癌绝大多数都是散发性肾癌。20 世纪 90 年代初，通过对遗传性肾癌分子遗传学的深入研究，也揭示了部分散发性肾癌发病的分子生物学机制，但散发性肾癌的确切病因至今未明。大量的流行病学研究已经发现了一些与肾癌发病相关的因素，目前，具有循证医学 2A 级证据水平以上证据的肾癌发病相关因素有以下 4 个：①遗传[8]；②吸烟[9]；③肥胖[10]；④高血压及抗高血压治疗[11]。

CSCO肾癌专家委员会
Renal Carcinoma Committee

诊 断

2

症状

局限性肾癌一般没有任何症状或体征。现在经健康体检或因其他原因进行影像学检查而发现，因而没有任何症状的局限性肾癌病例越来越多，有症状或体征的肾癌病例越来越少，特别是有血尿、疼痛和肿块三联经典表现的肾癌患者已很少见。2010 年中华泌尿外科学会统计了国内 23 家医疗中心 2007 年 8 月至 2008 年 10 月收治的 1975 例初诊肾癌患者临床资料[12]，发现 62.7% 的患者没有任何临床表现，因健康体检或其他疾病做腹部影像学检查（B 超，或 CT/MRI）发现和诊断肾癌；另外 37.3% 的患者因症状或体征就医而诊断肾癌，在这些有临床表现的患者中腰痛最多见（60.5%），其次是血尿（45.6%）、高血压（12.7%）、贫血（12.8%）、消瘦（11.8%）、肾功能异常（9.1%）、肝功能异常（7.5%）、肿物（7.0%）、发热（5.5%）、血小板计数不正常（5.1%）、其他（21.7%），几乎没有同时具有疼痛、血尿和肿块经典肾癌临床表现的患者。在这 1975 例中影像学检查发现有远处转移者占 8.9%，术后病理证实有淋巴结转移者占 6.4%。转移性肾癌因转移部位和程度的不同可出现骨骼疼痛、骨折、严重贫血、咳嗽和咯血等。10 年前的国外文献报道肾癌患者中 10%~40% 有副瘤综合征[13]，表现为高血压、贫血、体重减轻、恶病质、发热、红细胞增多症、肝功能异常、高钙血症、高血糖、血沉增快、神经肌肉病变、淀粉样变性、溢乳症和凝血机制异常等。

体征

不到 10% 的肾癌患者有体征。体积巨大的肾癌可出现腹部肿块,有淋巴结转移的患者可出现左侧锁骨上淋巴结肿大,有下腔静脉癌栓严重阻塞静脉回流者可出现双下肢水肿,左肾肿瘤肾静脉癌栓患者可出现不受体位改变而变化的左侧精索静脉曲张等。

实验室检查

主要的实验室检查项目应包括肾功能(血清尿素氮、肌酐和肾小球滤过率)、肝功能、血钙、血糖、血沉、碱性磷酸酶和乳酸脱氢酶,此外,还应包括血常规、尿常规和凝血功能。对邻近或累及肾盂的肾肿瘤患者还需做尿细胞学检查。对孤立肾的肾肿瘤、双肾肿瘤、肾功能指标异常和存在使肾功能受损的疾病(如糖尿病、慢性肾盂肾炎、多囊肾、对侧肾结石等)患者需行核素肾图检查,了解肾功能情况。

影像学检查

肾癌的临床诊断和临床分期主要依据影像学检查。

腹部 B 超或彩色多普勒超声检查

是体检发现肾肿瘤最简便和常用的方法。肾超声造影检查对鉴别肾肿瘤良、恶性有所帮助,适用于有慢性肾功能衰竭或碘过敏而不适宜做增强 CT 扫描的肾肿瘤患者以及复杂性肾囊肿患者的鉴别诊断。

腹部 CT/MRI 检查

腹部平扫加增强 CT 扫描检查是诊断肾癌和进行临床分期最主要的手段,对肾脏囊性病变的鉴别诊断则需做薄层平扫加增强扫描。MRI 扫描检查在肾癌与出血性肾囊肿的鉴别诊断以及静脉癌栓范围的判断方面具有优势。

胸部 X 线摄片

胸部正、侧位 X 线摄片是肾癌患者手术前及术后随访的常规检查项目。

其他影像学检查

对于临床局限性(T1~2 期)肾癌患者,通常不需做 PET/PET-CT、核素骨显像、胸部 CT 和脑 MRI/CT 检查,当有以下情况时应选做上述一些检查项目。

(1) PET/PET-CT 检查指征:需明确是否有远处转移病灶,或需对全身治疗或放疗后的疗效进行评定的肾癌患者。

(2) 核素骨显像检查指征:①有相应骨症状;②碱性磷酸酶高;③临床分期≥Ⅲ期的患者(推荐分类为 1 类)。

(3) 胸部 CT 扫描检查指征:①胸部 X 线片有可疑病灶;②临床分期≥Ⅲ期的患者(推荐分类为 1 类)。

(4) 头部 MRI/CT 扫描检查指征:有头痛或相应神经系统症状患者(推荐分类为 1 类)。

肾穿刺活检检查

(1) 对影像检查诊断为肾癌且适合根治性手术(包括根治性肾切除和保留肾单位手术)治疗的患者,不做肾肿瘤穿刺活检。

(2) 对不宜手术治疗(年迈体弱、或有手术禁忌)肾癌患者或不能手术治疗的晚期肾癌患者,在全身系统治疗前行肾肿瘤穿刺活检明确病理诊断(包括病理类型),有助于选择治疗用药。

(3) 对选择消融治疗(如射频消融、冷冻消融等)的肾癌患者,消融前应行肾肿瘤穿刺活检获取病理诊断。

(4) 对影像学检查难以判断良、恶性的肾脏小肿瘤患者,可选择保留肾单位手术或定期(1~3 个月)影像学复查,一般不建议做肾肿瘤穿刺活检。

3 分 期

推荐采用第 7 版 AJCC 的 TNM 分期和分期组合(表 2、表 3)[14](1 类推荐)。

表 2 第 7 版 AJCC 肾癌 TNM 分期

分期		标准
原发肿瘤(T)		
TX		原发肿瘤无法评估
T0		无原发肿瘤的证据
T1		肿瘤局限于肾脏,最大径 ≤7cm
	T1a	肿瘤最大径 ≤4cm
	T1b	4cm< 肿瘤最大径 ≤7cm
T2		肿瘤局限于肾脏,最大径 >7cm
	T2a	7cm< 肿瘤最大径≤10cm
	T2b	肿瘤局限于肾脏,最大径 >10cm
T3		肿瘤侵及大静脉或肾周围组织,但未累及同侧肾上腺,也未超过肾周围筋膜
	T3a	肿瘤侵及肾静脉或肾静脉分支的肾段静脉(含肌层的静脉)或侵犯肾周围脂肪和 / 或肾窦脂肪(肾盂旁脂肪),但是未超过肾周围筋膜

续表

分期	标准
T3b	肿瘤侵及横膈膜下的下腔静脉
T3c	肿瘤侵及横膈膜上的下腔静脉或侵及下腔静脉壁
T4	肿瘤侵透肾周筋膜，包括肿瘤直接侵及邻近肿瘤的同侧肾上腺
区域淋巴结（N）	
NX	区域淋巴结无法评估
N0	没有区域淋巴结转移
N1	区域淋巴结转移
远处转移（M）	
M0	无远处转移
M1	有远处转移

表 3　第 7 版 AJCC 肾癌临床分期组合

分期	肿瘤情况		
Ⅰ期	T1	N0	M0
Ⅱ期	T2	N0	M0
Ⅲ期	T1/T2	N1	M0
	T3	N0 或 N1	M0
Ⅳ期	T4	任何 N	M0
	任何 T	任何 N	M1

散发性肾癌患者一般发病较晚，且多为单侧、单发。有2%~4%的散发型肾癌患者可先后或同时累及双侧肾脏。肿瘤多位于肾脏上、下两极，瘤体大小差异较大。国内统计1975例肾癌患者临床资料结果显示：初诊肾癌患者肿瘤最大径0.5~30cm，平均值为5.4cm[12]。遗传性肾癌患者常在青壮年时期发病，肿瘤病灶多为双侧或多发。

组织学分类

根据2004年WHO的肿瘤分类[15]，肾癌包括以下类型：①透明细胞肾细胞癌；②多房囊性肾细胞癌；③乳头状肾细胞癌（Ⅰ型、Ⅱ型）；④嫌色细胞肾细胞癌；⑤集合管癌（又称Bellini集合管癌）；⑥髓样癌；⑦XP11.2染色体异位相关性肾细胞癌；⑧神经母细胞瘤治疗后的肾细胞癌；⑨黏液管状及梭形细胞癌；⑩未能分类的肾细胞癌。**推荐采用2004年WHO肾细胞癌病理分类标准**（推荐分类为2A类）。

除了上述的肾癌类型外，几个新的肿瘤类型也陆续提出来，包括：①小管囊性癌（tubulocystic carcinoma，以前叫低级别集合管癌）[16,17]；②甲状腺滤泡样肾细胞癌[18]；③t(6,11)染色体异位相关性肾细胞癌[19]；④透明细胞乳头状肾细胞癌（clear cell papillary renal cell carcinoma）[20]；⑤黑色素性XP11.2染色异位相关性肾癌（melanotic XP11.2 translocation renal cancer）[21]。

组织学分级

目前肾癌的病理分级推荐采用 Fuhrman 分级[22]，这是目前应用最广的分级系统。这个系统主要是根据肿瘤细胞的细胞核和核仁的形状和大小来分（表 4），肾癌分为四级（Ⅰ到Ⅳ级），级别越高，预后越差。肾癌的 Fuhrman 分级是根据分级最高的区域来定（分级最高区域需要达到 2 个 400 倍视野）。Fuhrman 分级主要用于透明细胞肾细胞癌和乳头状肾细胞癌，而嫌色细胞肾细胞癌目前不分级。最近有研究提出嫌色细胞肾细胞癌的分类标准[23]，但目前尚未推广。透明细胞肾细胞癌和乳头状肾细胞癌如伴有肉瘤样变和横纹肌样分化，那么该肿瘤的细胞核 Fuhrman 分级为Ⅳ级（最高级）。

表 4　肾癌的核 Fuhrman 分级标准

Fuhrman 分级	细胞核形态	核仁形态
Ⅰ级	核圆且大小一致，核膜规则，核大小大约 10μm	无核仁
Ⅱ级	核膜稍有不规则，核大小大约 15μm	小核仁（物镜 40 倍镜下可见）
Ⅲ级	核膜非常不规则，核大小大约 20μm	明显（物镜 10 倍镜下可见）
Ⅳ级	形态异常的多叶核，染色质成团，核大小至少 20μm	非常明显

病理诊断报告的规范化

病理诊断报告为治疗提供依据，病理报告应当包括必要的信息。病理报告内容依标本名称而有所不同：

穿刺活检标本

肿瘤的类型以及肿瘤细胞核 Fuhrman 分级（如适用）。

部分性肾切除标本

标本名称，手术方式，肿瘤类型，肿瘤大小，肿瘤细胞核 Fuhrman 分级（如适用），伴有肉瘤样变时需要指出所占比例，伴有横纹肌样分化时需要指出所占比例，是否有肿瘤坏死及所占比例，是否有脉管癌栓，肿瘤是否突破肾脏被膜而侵犯肾周围脂肪组织，肾上腺是否受累，淋巴结情况，手术切缘情况（肾实质、肾周围脂肪组织），肿瘤的病理分期 pTN。

根治性肾切除标本

标本名称，手术方式，肿瘤类型，肿瘤大小，瘤细胞核 Fuhrman 分级（如适用），伴有肉瘤样变时需要指出所占比例，伴有横纹肌样分化时需要指出所占比例，是否有肿瘤坏死及所占比例，是否有脉管癌栓，大血管（下腔静脉、肾动脉、肾静脉）是否受累，肿瘤是否侵犯肾盂脂肪组织，肿瘤是否突破肾脏被膜而侵犯肾周围脂肪组织，肾上腺是否受累，手术切缘情况（输尿管、肾动脉、肾静脉、腔静脉、肾周脂肪切缘），淋巴结情况，肿瘤的病理分期 pTN。

5 预后影响因素

影响肾癌预后的最主要因素是病理分期，此外，组织学分级、患者的行为状态评分、症状、肿瘤中是否有组织坏死、一些生化指标的异常和变化等因素也与肾癌的预后有关。既往认为肾癌的预后与组织学类型有关，肾乳头状腺癌和嫌色细胞癌的预后好于透明细胞癌；肾乳头状腺癌Ⅰ型的预后好于Ⅱ型；集合管癌预后较透明细胞癌差[24-26]。但一项有关细胞亚型与肾癌患者预后的多中心研究结果[27]显示在肿瘤的分期、分级相同情况下肾癌各亚型之间的预后没有显著性差异。目前尚无公认的、可实施的早、中期肾癌预后评估系统。转移性肾癌患者预后评分建议采用 NCCN《肾癌临床实践指南》推荐的转移性肾癌预后的危险因素评分（表 5），患者体能状态评分标准参见表 6。

表 5　转移性肾癌预后的危险因素评分[1]

影响因素	异常标准
乳酸脱氢酶	> 正常上限 1.5 倍
血红蛋白	女性 <11.5g/L，男性 <13g/L
血钙	>10mg/dl
确诊原发癌至开始内科治疗的时间	<1 年
Karnofsky 评分	≤70 分
转移器官数目	≥2 个

低危：0；中危：1~2 个危险因素；高危：≥3 个危险因素

表 6　体能状态评分标准

Karnofsky 评分（KPS，百分法）		Zubrod-ECOG-WHO（ZPS，5 分法）	
体能状况	评分	体能状况	评分
正常，无症状和体征	100	正常活动	0
能进行正常活动，有轻微症状和体征	90	症状轻，生活自在，能从事轻体力活动	1
勉强可进行正常活动，有一些症状或体征	80		
生活可自理，但不能维持正常生活工作	70	能耐受肿瘤的症状，生活自理，但白天卧床时间不超过 50%	2
生活能大部分自理，但偶尔需要别人帮助	60		
常需人照料	50	肿瘤症状严重，白天卧床时间超过 50%，但还能起床站立，部分生活自理	3
生活不能自理，需要特别照顾和帮助	40		
生活严重不能自理	30		
病重，需要住院和积极的支持治疗	20	病重卧床不起	4
重危，临近死亡	10		
死亡	0	死亡	5

CRCC
CSCO肾癌专家委员会
Renal Carcinoma Committee

外科治疗

6

综合影像学检查结果评价临床分期(clinical stage grouping,cTNM 分期),根据 cTNM 分期初步制定治疗原则。对于早期肾癌来说,手术是最重要的治疗手段,及早并且选择适合的手术方式对于肾癌的预后起到很关键的作用。

局限性及进展性肾癌的外科治疗

局限性肾癌是指肿瘤局限于肾脏被膜内的肾癌,包括临床分期为 T1 和 T2 的肿瘤。随着影像学技术的广泛应用及医疗保健体检的普及,其在肾癌患者中所占的比例已经超过 50%。而局部进展性肾癌是指肿瘤突破肾脏被膜累及肾周脂肪或肾窦脂肪,但仍局限于 Gerota 筋膜内,或肿瘤累及肾静脉或下腔静脉的情况。虽然在肾癌基因学和生物学方面取得了巨大进展,但是对于局限性和局部进展性肾癌患者而言,手术仍然是首选的可能使患者获得治愈的治疗方式(推荐分类为 1 类)[28-32]。对于局限性肾癌患者,如果保留肾单位手术在技术上可行,不推荐行根治性切除术。文献证实接受保留肾单位手术的患者在总体生存率和术后慢性肾病(CKD)发生率方面要优于根治性切除术(推荐分类为 2A 类)[33-38]。具体可采用开放式手术、腹腔镜手术或机器人手术系统实施手术,手术可经腹或经腰部入路进行,尚无证据显示几种手术方式在肿瘤控制方面存在显著差异[39-44]。当前尚无证据表明淋巴结清扫能够使患者获益,故不推荐对局限性肾癌患者行区域或扩大淋巴结清扫术，但对于可疑存在区域淋巴结转移的患者（术前 CT 提示或术中探查发现），推荐术中进行淋巴结活检，以助于术后分期[45]。

肾根治性切除术（radical nephrectomy，RN）

出于对术后慢性肾病及其相关的心脑血管事件发生率增加的担忧，RN 在 T1a 期患者中的适用范围越来越窄。传统根治性肾切除手术的范围包括：肾周筋膜、肾周脂肪、患肾、同侧肾上腺、区域淋巴结。当前观念已发生变化，不推荐术中常规行肾上腺切除和区域淋巴结清扫。

保留同侧肾上腺的根治性肾切除术适应证[46,47]（推荐分类为 2A 类）：①临床分期为 Ⅰ 或 Ⅱ 期；②肿瘤位于肾中、下部分；③术前 CT 显示肾上腺正常。如手术中发现同侧肾上腺异常，应切除同侧肾上腺[48]。

欧洲癌症研究与治疗组织（EORTC）的一项 Ⅲ 期临床随机对照试验[45]，共入组 772 例局限性肾癌患者，目的是评价区域淋巴结清扫（LND）在局限性肾癌外科治疗中的价值。患者随机分为 RN 组（389 例）与 RN+LND 组（383 例），中位随访 12.6 年。结果显示两组患者在并发症发生率、总生存期、疾病进展时间、无疾病进展生存期方面均无明显差别。故不推荐对局限性肾癌患者行区域或扩大淋巴结清扫术（推荐分类为 1 类）。但是，对于术前 CT 提示淋巴结肿大或术中探查发现异常者，推荐进行异常淋巴结切除，以获得足够的分期信息。

保留肾单位手术（Nephron Sparing Surgery，NSS）适应证[49,50]

①发生于解剖性或功能性孤立肾的肾癌；②双侧肾癌。

（1）NSS 相对适应证[49,50]：肾癌对侧肾存在某些良性疾病，如肾结石、慢性肾盂肾炎或其他可能导致肾功能恶化的疾病（如高血压、糖尿病、肾动脉狭窄等）。

（2）NSS 可选择适应证：对侧肾功能正常，临床分期 T1a 期和 T1b 期单发肾癌，肿瘤位置使 NSS 在技术上可行[1,2]（推荐分为 2A 类）。

NSS 适应证和相对适应证对肾肿瘤大小没有具体限定。手术中需要切除的肿瘤周围正常肾实质的厚度并非一个关键性问题，只要保证最终手术标本切缘阴性（证据水平 Ⅱa）[2,51,52]（推荐分类 2A 类）。

肾癌合并下腔静脉瘤栓的处理

肾癌患者中，4%~10% 可能合并腔静脉瘤栓，其中 55%~70% 能够通过根治性肾切除联合腔静脉瘤栓切除获得治愈。临床大多根据 Mayo Clinic 的瘤栓五级分类法进行分级[53]（表 7），推荐术前进行 MRI 检查（或增强

表 7　Mayo Clinic 的瘤栓五级分类法

分级	标准及内容
0 级	瘤栓局限在肾静脉内
Ⅰ级	瘤栓侵入下腔静脉内，瘤栓顶端距肾静脉开口处≤2cm
Ⅱ级	瘤栓侵入肝静脉水平以下的下腔静脉内，瘤栓顶端距肾静脉开口处 >2cm
Ⅲ级	瘤栓生长达肝内下腔静脉水平，膈肌以下
Ⅳ级	瘤栓侵入膈肌以上下腔静脉内

CT）明确瘤栓累及范围，以利于制定治疗方案。对于是否需要体外循环或下腔静脉节段切除，需根据瘤栓范围和浸润性决定。由于手术复杂，围手术期并发症发生率及死亡率较高，推荐由经验丰富的团队进行手术，必要时联合心血管外科一同处理。

肾动脉介入栓塞

一些研究结果显示术前肾动脉栓塞对延长患者生存期、减少术中出血及降低手术后并发症方面并无明显益处[54,55]。

消融治疗

射频消融（radio-frequency ablation，RFA）、冷冻消融（cryoablation）及高强度聚焦超声（high-intensity focused ultrasound，HIFU）可以用于不适合手术的小肾癌患者治疗，应严格按适应证慎重选择。（推荐分类为 2B 类）

治疗适应证：不适于开放性外科手术者、需尽可能保留肾单位功能者、有全身麻醉禁忌者、肾功能不全者、肿瘤最大径 <4cm 且位于肾周边的肾癌患者[56-58]。

观察随访

对于预期寿命短、高龄、合并症较多的肾脏小肿瘤患者，密切观察随访也是一个合理的选择(推荐分类为 2B 类)[59-62]。

转移性肾癌的外科治疗

(1) 减瘤性肾切术适应证：对体能状态良好、低危因素(见表 5)的患者应首选外科手术(推荐分类为 1 类)[63,64]。

(2) 姑息性肾切除术适应证：对肾肿瘤引起严重血尿、疼痛等症状的患者为缓解改善症状，提高生存质量。

(3) 转移灶的手术治疗：对根治性肾切除术后出现的孤立性转移瘤以及肾癌伴发孤立性转移、体能状态良好的患者可选择外科手术治疗。对伴发转移的患者，可视患者的身体状况，转移灶切除手术与肾脏手术同时或分期进行[65]。

7 内科治疗

局限性肾癌的治疗以外科治疗为主，依据术后组织学确定的侵袭范围进行准确的病理分期（pTN）评价，然后制定术后治疗方案，包括是否进行术后辅助治疗。而对于进展性肾癌，尤其转移性肾癌，需要以内科治疗为主的多学科综合治疗，从而最大限度地改善患者的生存质量。

术后辅助治疗

20%~30% 的局限性肾癌患者会出现肿瘤复发，中位复发时间为术后 1~2 年，大多数患者发生于 3 年内。目前，并未发现术后辅助治疗能够使肿瘤完全切除的患者获益。随机对照临床研究结果显示手术后辅助的细胞因子治疗（IFN-α、IL-2）、放疗及化疗不能降低复发率和转移率[66]。关于接种自体肿瘤疫苗的研究，也未发现使患者获益。虽然以 VEGF 和 PDGF 为靶点的靶向药物在转移性肾癌的治疗中取得了良好的效果，但对于局限性和局部进展性肾癌尚无证据表明该类药物能够使患者获益。当前，数项关于肾癌术后靶向药物辅助治疗的临床研究正在进行中（ASSURE，SORCE，STAR）。局限性和局部进展性肾癌手术后尚无标准的可推荐的辅助治疗方案，所有患者均有可能在临床试验中获益，因此，对于高危复发转移的患者（分期为 pT2-4N0/Nx/N1-2M0）推荐积极参与临床试验。

转移性肾癌的内科治疗

自 2005 年以来随着索拉非尼被批准用于转移性肾癌的治疗，开启了靶向治疗的时代，美国食品药品管理局（FDA）已批准了 7 种靶向药物，从作用机制方面主要分为抗 VEGF/VEGFR 途径（代表药物：索拉非尼、舒尼替尼、帕唑帕尼、阿昔替尼等）和抑制 mTOR 途径（代表药物：依维莫司和替西罗莫司）。目前，我国国家食品药品监督管理局（SFDA）已经批准了索拉非尼、舒尼替尼以及依维莫司用于转移性肾癌的治疗。与细胞因子治疗相比，这些靶向药物的临床应用明显提高了疗效，并延长患者生存期。

透明细胞型肾细胞癌的一线治疗

透明细胞型肾细胞癌的一线治疗首选分子靶向治疗。研究发现大部分肾透明细胞癌中细胞存在 VHL 基因的缺失或失活，从而引起 HIF 基因上调，导致 PDGF、VEGF、CaIX 等基因过度表达，这些肿瘤发生、发展的生物学机制有可能是透明细胞型肾细胞癌分子靶向治疗的应用基础。

舒尼替尼

国际多中心 Ⅲ 期临床试验结果独立分析显示舒尼替尼客观缓解率为 31%，其中位无进展生存期（PFS）为 11 个月，中位 OS 为 26.4 个月，均较对照组干扰素治疗具有显著性差异[67,68]。国内舒尼替尼一线治疗中国转移性肾癌患者的多中心Ⅳ期临床研究结果显示客观有效率为 31.1%，其中位 PFS 为 14.2 个月，中位 OS 为 30.7 个月，后两者均优于国际 Ⅲ 期临床研究结果[69]。

基于上述临床数据，CSCO 肾癌专家委员会推荐舒尼替尼用于晚期透明细胞型肾细胞癌的一线治疗，用法为：50mg qd 口服，4/2 方案给药（服药 4 周，停药 2 周）（推荐分类为 1 类）。

索拉非尼

索拉非尼为最早上市的针对转移性肾癌的抗血管生成抑制剂，其用于一线治疗的国际 Ⅱ 期随机对照临床试验结果显示其中位 PFS 为 5.7 个月，与干扰素治疗相当[70]，亚洲多项临床研究均证实了索拉非尼对亚裔人群的疗效较好，且优于欧美人群[71,72]。

国内报道了多项索拉非尼相关的研究数据，其中一项来自研究者发起的多中心临床研究（IIT 研究）共纳入

62 例患者，客观有效率为 19.4%，疾病控制率为 77.4%，中位 PFS 为 9.6 个月[72]，但该试验中为一线治疗的患者较少。另外两项分别来自上海以及东北地区的研究，入组了较多的一线治疗患者，客观缓解分别为 24.5% 与 36.6%，中位 PFS 为 14 个月与 9 个月[73,74]。而一项索拉非尼一线治疗转移性肾癌的 II 期临床研究结果显示，客观有效率 25%，疾病控制率 83%，中位 PFS 为 12 个月，中位生存期为 16 个月[75]。

基于上述临床数据，CSCO 肾癌专家委员会推荐索拉非尼用于晚期透明细胞型肾细胞癌的一线治疗，用法为 400mg bid（推荐分类为 2A 类）。

帕唑帕尼

帕唑帕尼治疗转移性肾癌的临床数据来源于国外多中心 Ⅲ 期临床研究，结果显示帕唑帕尼组的中位 PFS 为 11.1 个月，客观缓解率为 30%，显著优于安慰剂对照组[76]。另外一项与舒尼替尼对照的国际多中心 Ⅲ 期临床研究（COMPARZ 研究），国内多家中心参与了该临床试验，结果显示帕唑帕尼与舒尼替尼的中位 PFS 分别为 10.5 个月与 10.2 个月，ORR 分别为 33% 与 29%，两者疗效相当，而耐受性则优于舒尼替尼[77]。该研究尚未分析国内受试者的临床数据，但已经分析了包括中国受试者在内总计 367 例亚洲人群数据，结果显示帕唑帕尼治疗组中位无进展生存时间为 8.4 个月，与欧美人群无显著性差异[78]。

基于上述临床数据，CSCO 肾癌专家委员会推荐帕唑帕尼用于晚期透明细胞型肾细胞癌的一线治疗，用法为 800mg qd（推荐分类为 1 类）。该药需注意应用期间可能出现严重肝损伤，因此应监测肝功能，一旦出现肝功能下降应停止治疗。

贝伐单抗 + IFN-α

贝伐单抗为抗血管生成的单克隆抗体，其与 IFN-α 用于转移性肾癌的 Ⅲ 期临床数据来自国外的 AVOREN 研究以及 CALGB90206 研究，证实了其临床疗效，AVOREN 研究结果显示贝伐单抗联合 IFN-α 的中位 PFS（10.2 vs. 5.4 个月）、ORR（30.6% vs. 12.4%）和中位 OS（23.3 vs. 21.3 个月）均优于对照组[79]。另一项大型临床试验 CALGB 90206 研究也获得了类似的结果[80]。国内贝伐单抗主要用于转移性结直肠癌的治疗，尚缺乏治疗转移性肾癌的相关临床数据。

基于上述临床数据，CSCO 肾癌专家委员会推荐贝伐单抗联合 IFN-α 可以用于晚期透明细胞型肾细胞癌的一线治疗（推荐分类为 1 类）。

替西罗莫司

替西罗莫司为 mTOR 抑制剂，其用于转移性肾癌的Ⅲ期临床数据来自国外的 ARCC 研究，该研究入组的受试者均为 MSKCC 评分为高危的患者，研究中分别给予患者替西罗莫司、或 IFN-α、或替西罗莫司联合 IFN-α 治疗。结果显示替西罗莫司单药组中位 OS 为 10.9 个月，中位 PFS 为 5.5 个月，明显优于 IFN-α 组[81]。国内多家中心曾参加过该药的亚太地区多中心临床试验，但未见中国患者相关数据的公开报道。

基于上述临床数据，CSCO 肾癌专家委员会推荐替西罗莫司用于晚期透明细胞型肾细胞癌高危患者的一线治疗（推荐分类为 1 类），用法为：25mg 加入 250ml 生理盐水，30~60 分钟静脉滴注，每周重复，直至进展。

细胞因子

靶向药物问世之前，中、高剂量 IFN-α 或（和）IL-2 一直被作为转移性肾癌标准的一线治疗方案，客观缓解率约为 15%。但大剂量 IL-2 治疗副作用明显，国内没有相应的 IL-2 制剂，因此转移性肾癌的细胞因子治疗主要以干扰素为主。

IFN-α　有较多临床研究证实，中、高剂量 IFN-α（900 万 IU 以上）治疗转移性肾癌可较安慰剂 PFS 延长 1 倍以上[82,83]，特别是那些预后因素评分低、中危的肾透明细胞癌患者临床获益的可能性更大。虽然 IFN-α 联合 IL-2 可提高对 mRCC 治疗的有效率，但 IFN-α + IL-2 与单独应用 IFN-α 治疗 mRCC 两组 PFS 无显著性差异。

结合我国的具体情况，CSCO 肾癌专家委员会认为对于不能接受靶向药物治疗的转移性肾透明细胞癌，可将中、高剂量 IFN-α 作为可选择的治疗推荐（推荐分类为 1 类），用法为：IFN-α 每次 9MIU，IH，3 次 / 周，共 12 周。

IL-2　1992 年，美国 FDA 批准高剂量 IL-2 用于转移性肾癌的治疗，其客观有效率达 15%~25%，完全缓解率约为 3%~5%，且有效持续时间长，对患者的总体生存有益。但由于高剂量静脉注射 IL-2 治疗与严重毒性相关，不再被广泛采用，通过皮下给药以及降低给药剂量，能够基本保持原有疗效，并降低不良反应的发生率，提高患者治疗的耐受性[84-86]。

2004 年 7 月至 2006 年 6 月间，在我国进行了单药重组人源化 IL-2（Proleukin）皮下注射治疗转移性肾癌的疗效及其安全性研究[87]，结果显示客观有效率为 19.4%，疾病稳定为 44.4%，中位 PFS 超过 12 个月。严重不良反应（≥3 级）少见，主要表现为多系统 1~2 级的轻中度不良反应。

基于上述临床数据，CSCO 肾癌专家委员推荐大剂量 IL-2 用于一般情况较好，心肺功能正常的转移性透明细胞型肾癌，用法为 18MIU/d IH，5d/w × 1w，9MIU q12h $d_{1\sim2}$，9MIU qd $d_{3\sim5}$ × 3w，休 1 周后重复（推荐分类为 2A 类）。

透明细胞型肾细胞癌的二线治疗

（1）靶向药物治疗失败的二线治疗

依维莫司

依维莫司为口服给药的 mTOR 抑制剂，其临床数据来自于一项国际性多中心随机对照 Ⅲ 期临床试验，该试验将依维莫司与安慰剂对照用于治疗先前接受靶向药物治疗失败的转移性肾癌，结果显示依维莫司较安慰剂对照治疗显著延长中位 PFS，达 4.9 个月，临床获益率为 64%，中位 OS 为 14.8 个月[88,89]。该试验大部分患者为二、三线治疗，其中一线使用索拉非尼或舒尼替尼治疗失败的患者，二线接受依维莫司治疗的中位 PFS 为 5.4 个月，疾病进展风险降低 69%[89]。

国内患者接受依维莫司治疗的数据来自于一项多中心注册临床研究（L2101 研究），其同样证实了依维莫司作为 TKI 治疗失败后二线靶向治疗的疗效及安全性，疾病控制率 61%，中位 PFS 为 6.9 个月[90]，临床获益率为 66%，1 年生存率为 56%，1 年无进展生存率为 36%。

因此基于上述临床试验结果，CSCO 肾癌专家委员会推荐依维莫司作为转移性肾癌 TKI 治疗失败后的二线治疗药物（推荐分类为 1 类），用法为依维莫司 10mg qd。

阿昔替尼

阿昔替尼是选择性 VEGFR1，2，3 的二代抑制剂，其用于一线靶向治疗失败后的疗效数据主要来源于国际多中心的随机 Ⅲ 期临床试验（AXIS 研究），该试验将阿昔替尼与索拉非尼比较，用于转移性肾癌的二线治疗，结果显示阿昔替尼治疗能显著延长中位 PFS，达 6.7 个月，客观有效率增加至 19%，分层分析显示一线接受舒尼替尼治疗的患者，阿昔替尼治疗组较索拉非尼对照组显著延长中位 PFS，分别为 4.8 个月与 3.4 个月，为 TKI 治疗失败的二线治疗提供了新的选择[91]。虽然阿昔替尼尚未在国内上市，但国内多家中心参加了该临床研究，入组了多名中国患者接受阿昔替尼治疗。

基于上述临床试验结果，CSCO 肾癌专家委员会推荐阿昔替尼作为转移性肾癌接受 TKI 治疗失败后的二线治疗（推荐分类为 1 类），用法为：阿昔替尼 5mg bid。

索拉非尼增量治疗

索拉非尼用于一线治疗的国际随机对照 II 期试验进行了疾病进展后增量治疗的疗效与安全性研究[70]，受试者接受索拉非尼标准剂量 400mg bid 治疗后出现进展，给予索拉非尼增量至 600mg bid 治疗，结果显示耐受性较好，增量治疗获得的中位 PFS 为 3.6 个月，有效率达 41.9%，证实了标准剂量索拉非尼治疗失败后通过增量可以再次获得一定时间的无疾病进展生存。其他医疗中心也进行了一系列索拉非尼增量治疗的临床研究，包括增量至 800mg bid 的治疗，其结果大体类似[92,93]。

国内资料来自于一项索拉非尼增量治疗复治的转移性肾癌的临床研究[94]，共入组 16 例患者，索拉非尼剂量从 800mg/d 增量至 1200mg/d 或 1600mg/d，直至不能耐受，中位随访 6.3 个月，全组客观缓解率 43.8%（7/16），临床受益率 81.3%，不良反应基本能耐受。国内多家医疗中心也开展了相应工作，大部分患者能够从增量治疗中获益。

因此基于上述临床试验结果，CSCO 肾癌专家委员会推荐索拉非尼增量作为转移性肾癌接受标准剂量索拉非尼失败后的二线治疗（推荐分类为 2A 类），用法为索拉非尼 600mg bid，并根据不良反应耐受情况及疗效可逐渐增量至 800mg bid。

索拉非尼联合贝伐珠单抗

索拉非尼联合贝伐珠单抗治疗转移性肾癌的临床数据来自于国外索拉非尼联合贝伐珠单抗一线治疗转移性肾癌的数项 I 期临床研究[95]，有效率达 46%，中位 PFS 达 11.2 个月，不良反应能耐受，而在有关靶向药物联合治疗的 BeST 研究中，索拉非尼联合贝伐单抗一线治疗转移性肾癌获得有效率为 30%，中位 PFS 为 11.3 个月[96]。

国内 2012 年 CSCO 大会报告了索拉非尼联合贝伐珠单抗用于晚期肾癌二线靶向治疗的 II 期临床研究[97]，入组了 23 例既往一线接受过 TKI 治疗失败的患者，结果显示总体客观有效率 13.0%，疾病控制率 69.6%，中位 PFS 为 7.0 个月，主要的 3/4 级不良反应为手足皮肤反应及腹泻。

基于上述临床试验结果，CSCO 肾癌专家委员会推荐索拉非尼联合贝伐珠单抗作为转移性肾癌接受 TKI 制剂治疗失败后的二线治疗（推荐分类为 2B 类），用法为索拉非尼 400mg bid，贝伐珠单抗 5mg/kg q2w。

其他 TKI 靶向药物

转移性肾癌接受一线 TKI 靶向治疗失败后，应用其他 TKI 靶向药物治疗的临床研究大多为回顾性研究，仅有少量的前瞻性研究表明 TKI 制剂之间，无论是舒尼替尼治疗失败后续索拉非尼治疗[98,99]，还是索拉非尼后续舒尼替尼治疗[100,101]，没有明确交叉耐药，可以获得 4.2~8.9 个月的无进展生存时间。

因此基于上述临床试验结果，CSCO 肾癌专家委员会推荐舒尼替尼与索拉非尼作为转移性肾癌 TKI 失败后的二线治疗（推荐分类为 2A 类），而由于尚缺乏帕唑帕尼相应的临床试验，将其用于 TKI 失败后的二线治疗推荐分类为 3 类。

（2）细胞因子治疗失败后的二线治疗

对于细胞因子治疗失败后的二线治疗，现有的 TKI 制剂均有不错的疗效。索拉非尼用于转移性肾透明细胞癌细胞因子治疗失败的 Ⅲ 期临床随机研究结果显示，索拉非尼较安慰剂明显延长了无进展生存，达 5.9 个月，中位总生存为 19.3 个月，证实了索拉非尼用于既往细胞因子治疗失败后患者可获得临床益处[102]。国内索拉非尼 IIT 研究显示大部分受试者为细胞因子治疗失败后的治疗，其疗效优于国外数据[72]。而舒尼替尼二线治疗细胞因子失败的转移性肾癌 Ⅱ 期试验结果显示有效率 45%，中位 PFS 8.4 个月，中位 OS 为 23.9 个月[103,104]。

国外的临床数据显示，在帕唑帕尼治疗转移性肾癌的 Ⅲ 期随机对照试验中一线接受过细胞因子治疗共计 202 例患者亚组分析显示：帕唑帕尼治疗组较安慰剂组显著延长了中位 PFS，分别为 7.4 个月 vs. 4.2 个月[76]。而阿昔替尼用于二线治疗的 Ⅲ 期临床试验中，一线接受细胞因子治疗的亚组分析显示，二线接受阿昔替尼治疗的患者较对照组显著延长了中位 PFS，分别为 12.1 个月与 6.5 个月[91]。

因此，基于上述临床数据，CSCO 肾癌专家委员会推荐索拉非尼、舒尼替尼、帕唑帕尼与阿昔替尼均可作为转移性肾癌细胞因子治疗失败的二线治疗药物（推荐分类为 1 类）。

透明细胞为主型肾细胞癌的三线治疗

对于低危或中危的患者，依维莫司可作为一线、二线抗血管生成酪氨酸激酶抑制剂（VEGFr-TKI）治疗失败之后的三线治疗（推荐分类为 1 类）[88,89]。另外部分回顾性研究报道，对于 VEGFr-TKI 及 mTOR 抑制剂进展的患者，三线治疗可考虑再次使用 VEGFr-TKI，将会带来临床获益[105]。

非透明细胞型肾细胞癌的治疗

目前对于非透明细胞癌的治疗，由于样本量少，缺乏相应的大型随机对照临床试验。推荐的证据数据来源，大多是基于肾癌临床试验的非透明细胞型肾细胞亚组分析数据。

舒尼替尼、索拉非尼以及依维莫司的扩大临床研究以及小样本的 Ⅱ 期研究结果显示用于非透明细胞肾细胞癌有效，但其疗效不如用于透明细胞肾细胞癌[106-110]。舒尼替尼与索拉非尼推荐用于非透明细胞型肾细胞癌一线治疗（推荐分类为 2A 类）。对于高危非透明细胞癌，替西罗莫司的 Ⅲ 期临床研究（ARCC 研究）中包含了 72 例非透明细胞癌的治疗数据[81]，分析显示替西罗莫司治疗优于 IFN-α 治疗，因此推荐替西罗莫司用于高危非透明细胞肾细胞癌的治疗（推荐分类为 1 类）。

伴有肉瘤样分化的肾细胞癌，预后差。靶向治疗及细胞因子治疗失败的患者，可考虑化疗[111,112]。化疗方案选择吉西他滨联合多柔比星，或吉西他滨联合卡培他滨[113-115]。

靶向药物主要不良反应的处理原则

转移性肾癌的治疗以靶向药物治疗为主，其治疗相关的不良反应不同于化疗毒性药物，虽然都是抗血管生成抑制剂，但由于具体作用机制不同，各种靶向药物的不良反应也具有较大的差异，所有不良反应评价标准推荐使用美国国立癌症研究所常见不良事件评价标准（CTCAE）。

手足皮肤反应

手足皮肤反应（HFSR）是靶向治疗的最常见不良反应，多见于小分子抗血管生成的 TKI 制剂，如索拉非尼、舒尼替尼、阿昔替尼以及帕唑帕尼等，发生率约 20%~30%。大多发生在其他症状出现之前，表现为影响到手足的一系列症状，出现皮肤触痛与感觉异常、红斑、水疱、过度角化、皮肤干裂、硬结下大水疱。

1/2 级手足皮肤反应可继续原用药剂量，同时采取一些必要的支持治疗，加强皮肤护理，都能够控制在 0~1 级，因此不需要停药或减量。而 3 级则需要减量或停药，待症状好转后减一个剂量水平进行治疗。

高血压及其他心血管反应

肾癌靶向治疗药物可能导致的心血管不良反应主要包括：高血压、左心室射血分数（LVEF）下降、心肌缺血或心肌梗死（MI）和 QT 间期延长，其中主要为高血压，其他发生率相对较低。高血压多发生于用药后 1~2 周，一般伴随用药持续存在，常规抗高血压药物大多可以控制，而发生难以控制的高血压也可以通过药物减量或停药而得到缓解。

但个别情况下，贝伐珠单抗或 TKI 制剂引起的高血压可能危及患者生命（如恶性高血压），因此可能造成眼、脑、肾和（或）肺的损害。所以，靶向药物治疗期间，需要监测血压，进行监控，一旦出现血压升高，应积极应用药物治疗，建议使用血管紧张素转化酶抑制剂治疗。

心肌缺血以及 QT 间期延长等并发症虽然发病率低，但由于其严重性，有可能危及生命，因此对于既往心血管病史的患者，接受治疗前应充分进行安全性评估。

骨髓抑制

抗血管生成靶向药物中，对骨髓抑制明显的药物主要为舒尼替尼，表现为 3/4 级血小板下降，欧美人群发生率不高，但亚洲人群发生率较高，可达 21.9%~46%[60,78]，通常发生在接受索尼替尼治疗的第 3、4 周，因此在舒尼替尼治疗期间需要密切监测血常规。一旦出现 3/4 级血小板减少，应暂停舒尼替尼治疗，待骨髓功能恢复后考虑减量。

间质性肺炎

肺部并发症是 mTOR 抑制剂需要特别关注的不良反应，尤其是间质性肺炎。国外文献报道依维莫司治疗转移性肾癌非感染性肺炎的发生率为 14%[88,89]，这其中关于间质性肺炎的发生率未见报道，但国内的注册临床研究（L2101 研究）显示间质性肺炎的发生率为 22%[90]，应引起重视。

间质性肺炎表现为肺的非感染性、非恶性浸润特征（雷帕霉素衍生物相关的类效应），通常发生在起始治疗后 2~6 个月，可能是无症状或非特异性呼吸道症状和体征（如缺氧、胸腔积液、咳嗽或呼吸困难），这些症状通常是轻度至中度的，且可逆，也有些是严重的，甚至是致命的。一旦患者出现症状，考虑为间质性肺炎，即使症状轻微，也应该暂停依维莫司，给予糖皮质激素治疗。对于分级为 2/3 级的患者，症状好转后，依维莫司应从最低剂量恢复使用，如再次复发，应停用依维莫司。

因此应该避免给严重慢性阻塞性肺疾病或严重肺纤维化的患者使用依维莫司治疗。

靶向药物的选择策略

转移性肾癌的靶向药物众多，需要根据患者的组织学类型、预防评分以及自身条件进行个体化治疗，使得治疗最优化，可以参考图1进行靶向药物的选择。对于国内患者来说，由于靶向药物选择有限，如果进行药物的序贯以及合理联合，也可以参考图2与图3进行。

特殊部位转移的治疗原则

肾癌骨转移

肾癌骨转移部位多见于脊柱、骨盆和四肢近端骨骼，主要症状为病变部位进行性疼痛加重；在X线摄片下主要表现为溶骨性骨质破坏，因此转移部位容易发生病理性骨折，甚至压迫脊髓引起截瘫。此类患者应采用以靶向药物为主，手术、放疗、骨改良药物等相结合的综合治疗。

对孤立或承重骨转移灶可考虑手术方法切除；承重骨骨转移伴有骨折风险的患者可采用预防性内固定术等方法以避免骨相关事件的发生。

对于已出现病理性骨折或脊髓的压迫症状符合下列3个条件的患者推荐首选手术治疗：①预计患者存活期 >3个月；②体能状态良好；③术后能改善患者的生活质量，有助于接受进一步的放、化疗和护理。经皮椎体成形术可用于治疗脊柱溶骨性破坏和椎体病理性塌陷，可提高转移部位硬度和受力压强，缓解局部疼痛[116]。

局部姑息性低剂量放射治疗对减轻骨转移疼痛有一定作用。另外，同时使用骨改良药物，包括双膦酸盐和地诺单抗，可减少骨相关事件的发生[117]。

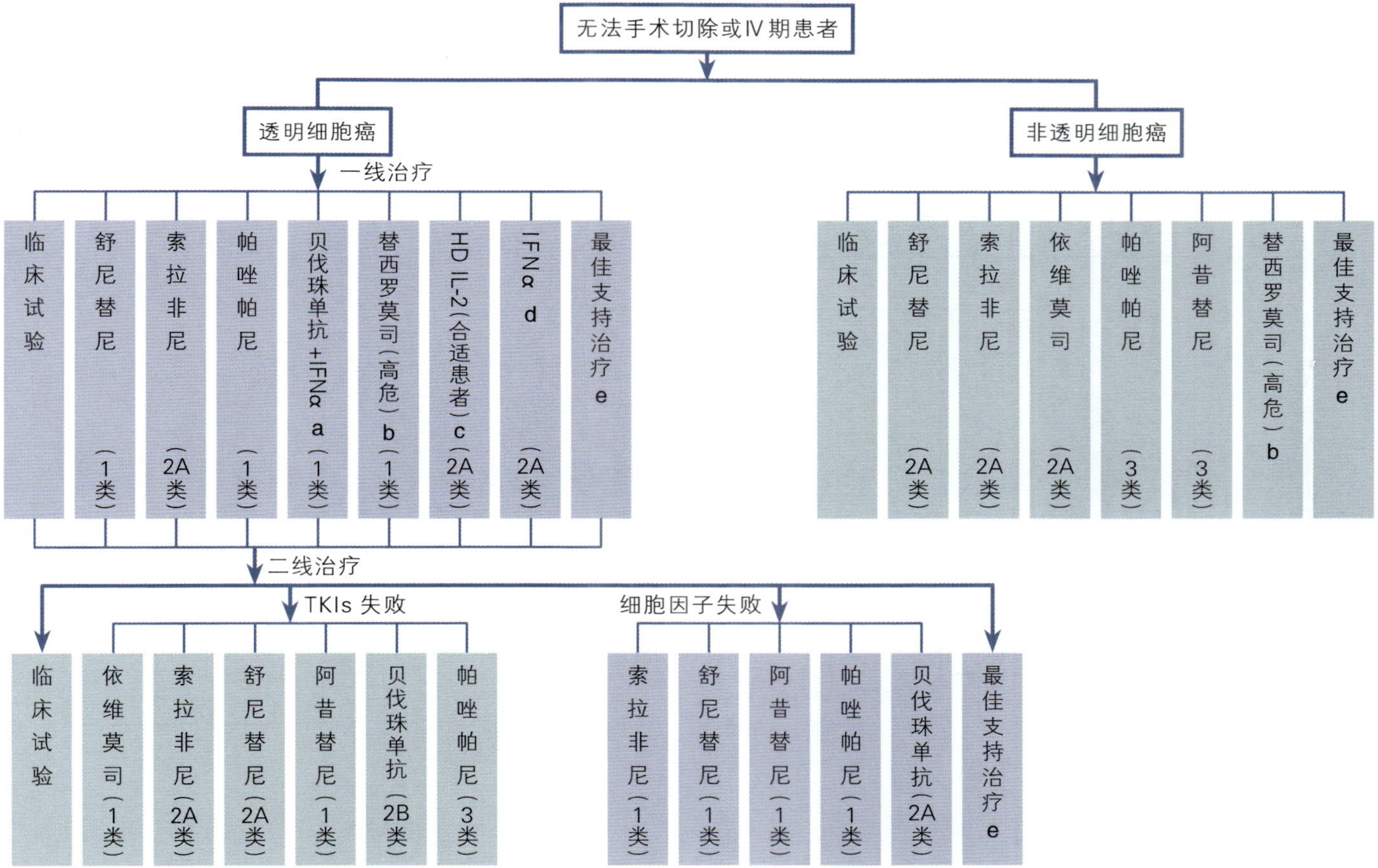

a 贝伐珠单抗联合 IFN 治疗方案：贝伐珠单抗 10mg/kg q2w+IFNα9MIU 3/w

b 高危患者定义为具有 3 个及 3 个以上预后风险因素（详见表 5：转移性肾癌预后危险因素评分）的患者

c 高剂量白介素 -2 治疗必须选择 KPS 评分高以及脏器功能好的患者

d 对于不能选择靶向药物的患者可以接受 IFNα 治疗

e 最佳支持治疗：该选项只适用于一般情况差不宜接受其他选项治疗的病人

图 1　转移性肾癌的治疗策略

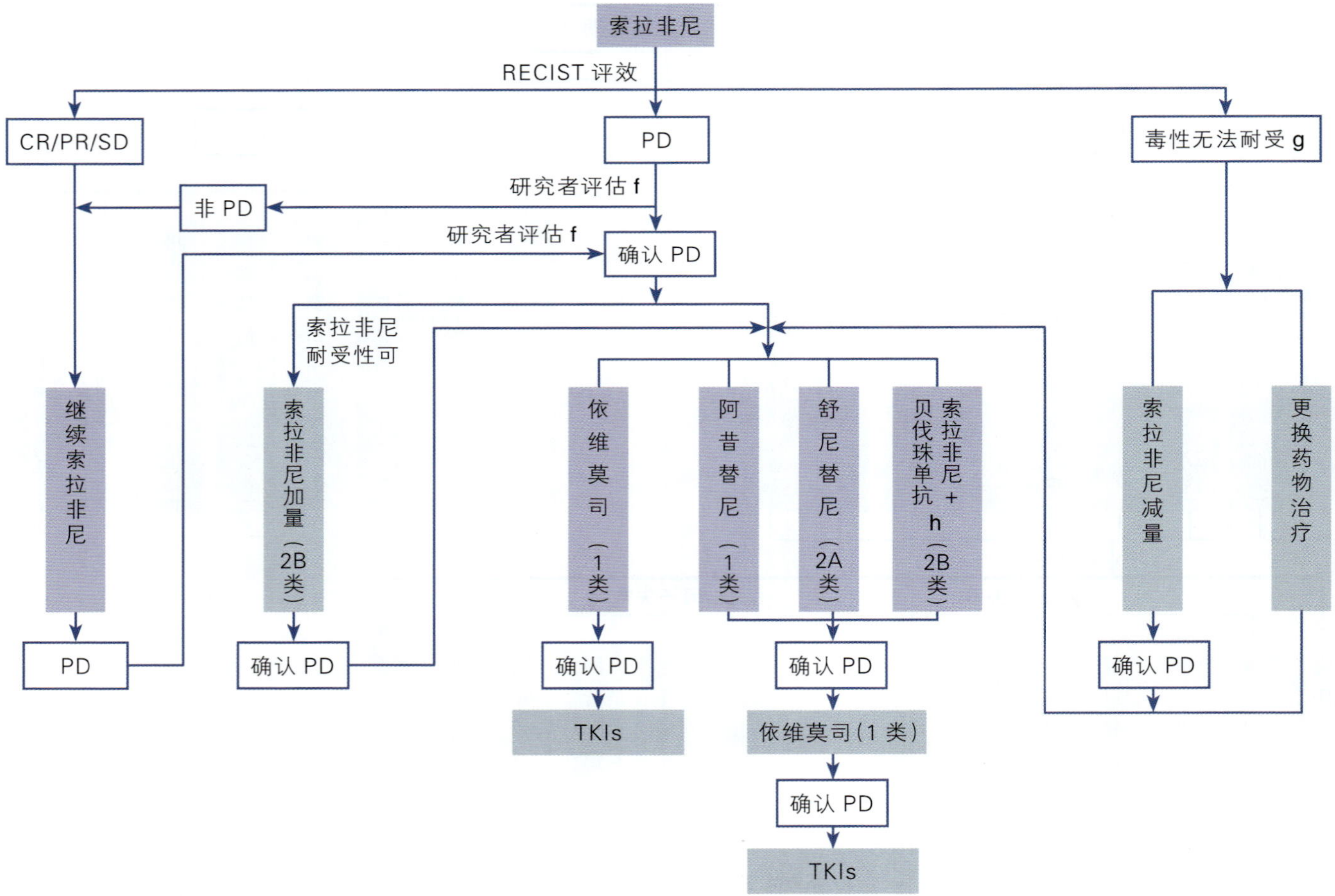

f 对于 RECIST 评估为 PD 的患者，可根据研究者的评估（如联合 Choi 评效等），确认疗效后进行治疗选择

g 根据毒性分级进行剂量调整，最低剂量不得低于索拉非尼 200mg qd

h 索拉非尼联合贝伐珠单抗治疗方案：索拉非尼 400mg bid+ 贝伐珠单抗 5mg/kg q2w

图 2　索拉非尼一线治疗临床路径

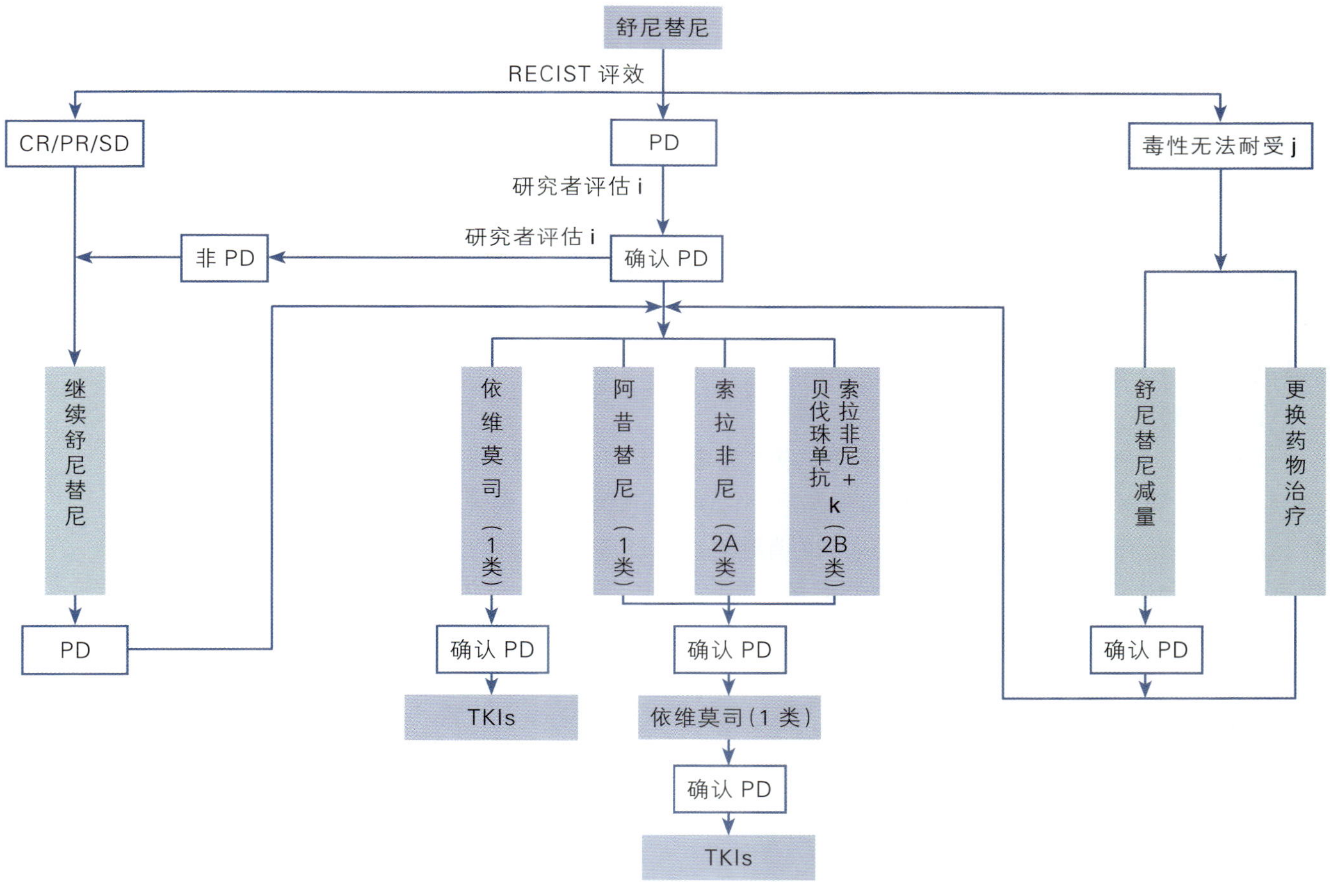

i 对于 RECIST 评估为 PD 的患者，可根据研究者的评估（如联合 Choi 评效等），确认疗效后进行治疗选择

j 根据毒性分级进行剂量调整，最低剂量不得低于舒尼替尼 12.5mg qd

k 索拉非尼联合贝伐珠单抗治疗方案：索拉非尼 400mg bid + 贝伐珠单抗 5mg/kg q2w

图 3　舒尼替尼一线治疗临床路径

肾癌脑转移

对脑转移灶，放疗的效果优于手术治疗，且放疗可以兼顾多发脑转移，配合地塞米松和脱水剂可以明显缩小肿瘤及水肿带，缓解颅内高压症状和其他神经症状。对体能状态良好、单纯脑转移的患者（脑转移灶≤3 个，脑转移瘤最大直径≤3cm）首选立体定向放疗（γ 刀、X 刀、三维适形放疗、调强适形放疗）或脑外科手术联合放疗；对多发脑转移患者（脑转移灶 >3 个，脑转移瘤最大直径 >3cm），可考虑行全颅放疗。然后需根据患者的耐受力，进行全身抗肿瘤药物治疗[117-119]，有文献报道小分子靶向药物能够通过血脑屏障[120,121]，舒尼替尼与索拉非尼的扩大临床研究显示靶向药物治疗肾癌脑转移有一定的疗效[122,123]。

肾癌肝转移

通常肾癌肝转移患者，通常预后较差，应首先考虑全身行抗肿瘤靶向治疗，如全身治疗无效，可考虑联合肝脏转移灶的局部治疗，如射频消融治疗、局部肝动脉灌注化疗、介入栓塞治疗、立体定向放射治疗、冷冻消融治疗以及高强度超声治疗等，这些治疗可作为综合治疗的一部分，加强肝转移灶的局部控制，单独使用治疗意义不大。

随　　诊

常规随诊内容包括:①病史询问。②体格检查。③实验室检测,包括血常规、尿液常规、血常规、血清尿素氮、肌酐、肾小球滤过率、乳酸脱氢酶、肝功能、碱性磷酸酶和钙。如果有碱性磷酸酶异常升高或(和)有骨转移症状如骨痛,需要进行骨扫描检查。④胸部X线片(正、侧位)。如经济条件许可,最好行胸部CT扫描检查。⑤肾肿瘤伴有急性神经系统迹象或症状的患者须即刻进行头部神经系统横断面CT或MRI扫描或基于相应节段症候的脊髓扫描。

对接受手术治疗的pT1N0/NxM0期肾癌患者应在术后3~12个月内做腹部CT或MRI检查作为基线片,以后每年进行1次,连续3年进行腹部影像学超声、CT、MRI检查,每年1次连续3年行胸部X线摄片以确定是否有肺转移;对接受NSS的患者手术后应先腹部CT或MRI检查作为基线片,以后每年进行1次影像学检查。对接受手术治疗的pT2-4N0/Nx/N1-2M0肾癌患者影像学检查时限改为每6个月1次至少持续3年,以后每年1次至5年[124]。

9 参考文献

1. Mozter RJ, Agarwal N, Beard C, et al. NCCN Clinical Practice Guidelines in Oncology™ Kidney Cancer -V.1.2013, Updates-MS-24.
2. Ljungberg B, Bensalah K, Bex A, et al. Guidelines on Renal Cell Carcinoma. European Association of Urology 2013; 1-56.
3. Ferlay J, Shin HR, Bray F, et al. Estimates of worldwide burden of cancer in 2008: GLOBOCAN 2008. Int J Cancer 2010; 127(12): 2893-2917.
4. 全国肿瘤防治研究办公室、卫生部卫生统计信息中心. 中国试点市、县恶性肿瘤的发病与死亡(1988~1992). 北京: 中国医药科技出版社, 2001; 265-291.
5. 全国肿瘤防治研究办公室、卫生部卫生统计信息中心. 中国试点市、县恶性肿瘤的发病与死亡(1993~1997). 第2卷. 北京: 中国医药科技出版社, 2002; 271-297.
6. 张思维, 陈万青, 孔灵芝, 等. 中国部分市县1998~2002年恶性肿瘤的发病与死亡. 中国肿瘤 2006; 15: 430-448.
7. 赫捷, 陈万青. 2012中国肿瘤登记年报. 北京: 军事医学科学出版社, 2012; 93-96.
8. Latif F, Tory K, Gnarra J, et al. Identification of the von Hippel-Lindau disease tumor suppressor gene. Science 1993; 260(5112): 1317-1320.
9. Hunt JD, van der Hel OL, McMillan GP, et al. Renal cell carcinoma in relation to cigarette smoking: meta-analysis of 24 studies. Int J Cancer 2005; 114(1): 101-108.

10. Pischon T, Lahmann PH, Boeing H, et al. Body size and risk of renal cell carcinoma in the European Prospective Investigation into Cancer and Nutrition (EPIC). Int J Cancer 2006; 118(3): 728-738.
11. Dhote R, Thiounn N, Debré B, et al. Risk factors for adult renal cell carcinoma. Urol Clin North Am. 2004; 31(2): 237-247.
12. 李鸣，何志嵩，高江平，等. 多中心肾癌临床特征分析. 中华泌尿外科杂志. 2010; 31(2): 77-80.
13. Palapattu GS, Kristo B, Rajfer J. Paraneoplastic syndromes in urologic malignancy: the many faces of renal cell carcinoma. Rev Urol 2002; 4: 163-170.
14. Edge SB, Byrd DR, Compton CC, et al. AJCC Cancer Staging Manual. 7th ed. New York: Springer Verlag, 2010; 479-489.
15. Ebele JN, Sauter G, Epstein JI, et al. Pathology and genetics of tumours of the urinary system and male genital organs. Lyon: IARC 2004: 12-43.
16. MacLennan GT, Farrow GM, Bostwick DG. Low-grade collecting duct carcinoma of the kidney: report of 13 cases of low-grade mucinous tubulocystic renal carcinoma of possible collecting duct origin. Urology 1997 Nov; 50(5): 679-684.
17. Yang XJ, Zhou M, Hes O, et al. Tubulocystic carcinoma of the kidney: clinicopathologic and molecular characterization. Am J Surg Pathol 2008; 32(2): 177-187.
18. Jung SJ, Chung JI, Park SH, et al. Thyroid follicular carcinoma-like tumor of kidney: a case report with morphologic, immunohistochemical, and genetic analysis. Am J Surg Pathol 2006 Mar; 30(3): 411-415.
19. Argani P, Hawkins A, Griffin CA, et al. A distinctive pediatric renal neoplasm characterized by epithelioid morphology, basement membrane production, focal HMB45 immunoreactivity, and t(6; 11)(p21.1; q12) chromosome translocation. Am J Pathol 2001; 158: 2089-2096.
20. Gobbo S, Eble JN, Martignoni G, et al. Clear cell papillary renal cell carcinoma: a distinct histopathologic and molecular genetic entity. Am J Surg Pathol 2008; 32: 1239-1245.
21. Argani P, Aulmann S, Karanjawala Z, et al. Melanotic Xp11 translocation renal cancers: a distinctive neoplasm with overlapping features of PEComa, carcinoma, and melanoma. Am J Surg Pathol 2009 Apr; 33(4): 609-619.
22. Fuhrman SA, Lasky LC, Limas C. Prognostic significance of morphologic parameters in renal cell carcinoma. Am J Surg Pathol 1982 Oct; 6(7): 655-663.
23. Paner GP, Amin MB, Alvarado-Cabrero, et al. A novel tumor grading scheme for chromophobe renal cell carcinoma: prognostic utility and comparison with Fuhrman nuclear grade. Am J Surg Pathol 2010; 34(9): 1233-1240.

24. Moch H, Gasser T, Amin MB, et al. Prognostic utility of the recently recommended histologic classification and revised TNM staging system of renal cell carcinoma: a Swiss experience with 588 tumors. Cancer 2000; 89: 604-614.
25. Amin MB, Tamboli P, Javidan J, et al. Prognostic impact of histologic subtyping of adult renal epithelial neoplasms: an experience of 405 cases. Am J Surg Pathol 2002; 26: 281-291.
26. Motzer RJ, Bacik J, Mariani T, et al. Treatment outcome and survival associated with metastatic renal cell carcinoma of non clear-cell histology. J Clin Oncol 2002; 20: 2376-2381.
27. Patard JJ, Leray E, Rioux-Leclercq N, et al. Prognostic value of histologic subtypes in renal cell carcinoma: A multicenter experience. J Clin Oncol 2005; 23: 2763-2771.
28. Godley PA, Stinchcombe TE. Renal cell carcinoma. Curr Opin Oncol 1999; 11: 213-217.
29. 潘柏年，徐仁方，郭晓，等. 肾癌525例临床分析. 中华泌尿外科杂志 2000; 3: 135-137.
30. 李青，程继义，王振声，等. 肾癌369例临床分析. 中华泌尿外科杂志 2001; 23: 496-499.
31. Paul R, Mordhorst J, Busch R, Leyh H, Hartung R. Adrenal sparing surgery during radical nephrectomy in patients with renal cell cancer: a new algorithm. J Urol 2001; 166: 59-62.
32. 殷长军，眭元庚，吴宏飞，等. 肾癌根治术326例报告. 中华泌尿外科杂志 2002; 23: 392-394.
33. Huang WC, Levey AS, Serio AM, et al. Chronic kidney disease after nephrectomy in patients with renal cortical tumours: a retrospective cohort stydy. Lancet Oncol 2006; 7: 735-740.
34. Go AS, Chertow GM, Fan D, et al. Chronic kidney disease and the risks of death, cardiovascular events, and hospitalization. N Engl J Med 2004; 351: 1296-1305.
35. Thompson RH, Boorjian SA, Lohse CM, et al. Radical nephtectomy for pT1a renal cell masses may be associated with decreased overall survival compared with partial nephrectomy. J Urol 2008; 179: 468-471.
36. Weight CJ, Lieser G, Larson BT, et al. Partial nephrectomy is associated with improved overall survival compared to radical nephrectomy in patients with unanticipated benign renal tumours. Eur Urol 2010; 58: 293-298.
37. Weight CJ, Larson BT, Gao T, et al. Elective partial nephrectomy in patients with clinical T1b renal tumors is associated with improved overall survival. Urology 2010; 76: 631-637.
38. Kim SP, Thompson RH, Boorjian SA, et al. Comparative effectiveness for survival and renal function of partialand radical nephrectomy for localized renal tumors: a systematic review and meta-analysis. J Urol 2012; 188: 51-57.

39. Hemal AK, Kumar A, Kumar R, et al. Laparoscopic versus open radical nephrectomy for large renal tumors: a long-term prospective comparison. J Urol 2007 Mar; 177(3): 862-866.
40. Hemal AK, Kumar A. A prospective comparison of laparoscopic and robotic radical nephrectomy for T1-2N0M0 renal cell carcinoma. World J Urol 2009 Feb; 27(1): 89-94.
41. Gill IS, Kavoussi LR, Lane BR, et al. Comparison of 1800 laparoscopic and open partial nephrectomies for single renal tumors. J Urol 2007 Jul; 178(1): 41-46.
42. Lane BR, Gill IS. 7-year oncological outcomes after laparoscopic and open partial nephrectomy. J Urol 2010 Feb; 183(2): 473-479.
43. Gong EM, Orvieto MA, Zorn KC, et al. Comparison of laparoscopic and open partial nephrectomy in clinical T1a renal tumors. J Endourol 2008 May; 22(5): 953-957.
44. Marszalek M, Meixl H, Polajnar M, et al. Laparoscopic and open partial nephrectomy: a matched-pair comparison of 200 Patients. Eur Urol 2009 May; 55(5): 1171-1178.
45. Blom JH, Van Poppel H, Maréchal JM, et al. Radical Nephrectomy with and without Lymph-Node Dissection: Final Results of European Organization for Research and Treatment of Cancer (EORTC) Randomized Phase 3 Trial 30881. Eur Urol 2009; 55(1): 28-34.
46. 牛志宏, 许纯孝, 王家耀, 等. 肾癌根治术是否应常规切除同侧肾上腺? 中华泌尿外科杂志 1998; 19: 161-163.
47. Wunderlich H, Schlichter A, Reichelt O, et al. Renal indications for adrenalectomy in renal cell carcinoma. Eur Urol 1999; 35: 272-276.
48. Novick AC, Streem S, Montie JE, et al. Conservative surgery for renal cell carcinoma: a single-center experience with 100 patients. J Urol 1989; 141: 835-839.
49. 顾方六. 肾肿瘤. 见: 吴阶平. 吴阶平泌尿外科学. 济南: 山东科学技术出版社, 2004; 889-917.
50. Wein AJ, Kavoussi LR, Novick AC, et al. 坎贝尔-沃尔什泌尿外科学. 第九版. 郭应禄, 周立群 主译. 北京: 北京大学医学出版社 2009; 1651-1733.
51. Sutherland SE, Resnick MI, Maclennan GT, et al. Does the size of the surgical margin in partial nephrectomy for renal cell cancer really matter? J Urol 2002; 167: 61-64.
52. 李泉林, 关宏伟, 张丽芝, 等. 早期肾癌保肾手术切除范围的探讨. 中华外科杂志 2003; 2: 81-83.

53. Blute ML, Leibovich BC, Lochse CM, et al. The Mayo Clinic experience with surgical management, complications and outcome for patients with renal cell carcinoma and venous tumour thrombus. BJU Int 2004; 94: 33-41.
54. May M, Brookman-Amissah S, Pflanz S, et al. Pre-operative renal arterial embolisation does not provide survival benefit in patients with radical nephrectomy for renal cell carcinoma. Br J Radiol 2009; 82 (981): 724-731.
55. Subramanian VS, Stephenson AJ, Goldfarb DA, et al. Utility of preoperative renal artery embolization for management of renal tumors with inferior vena caval thrombi. Urology 2009; 74 (1): 154-159.
56. Ankem MK, Nakada SY. Needle-ablative nephron-sparing surgery. BJU Int 2005; 2: 46-51.
57. Rabinovitch RA, Zelefsky MJ, Gaynor JJ, et al. Patterns of failure following surgical resection of renal cell carcinoma: Implications for adjuvant local and systemic therapy. J Clin Oncol 1994; 12: 206-212.
58. Baird AD, Woolfenden KA, Desmond AD, et al. Outcome and survival with nonsurgical management of renal cell carcinoma. BJU Int 2003 May; 91: 600-602.
59. Jewett MA, Mattar K, Basiuk J, et al. Active surveillance of small renal masses: progression patterns of early stage kidney cancer. Eur Urol 2011; 60 (1): 39-44.
60. Smaldone MC, Kutikov A, Egleston BL, et al. Small renal masses progressing to metastases under active surveillance: a systematic review and pooled analysis. Cancer 2011; 118 (4): 997-1006.
61. Crispen PL, Viterbo R, Boorjian SA, et al. Natural history, growth kinetics, and outcomes of untreated clinically localized renal tumors under active surveillance. Cancer 2009; 115 (13): 2844-2852.
62. Rosales JC, Haramis G, Moreno J, et al. Active surveillance for renal cortical neoplasms. J Urol 2010; 183 (5): 1698-1702.
63. Motzer RJ, Bacik J, Schwartz LH, et al: Prognostic factors for survival in previously treated patients with metastatic renal cell carcinoma. J Clin Oncol 2004; 22: 454-463.
64. Flanigan RC, Mickisch G, Sylvester R, et al. Cytoreductive nephrectomy in patients with metastatic renal cancer. A combined analysis. J Urol 2004; 171: 1071-1076.
65. Kavolius JP, Mastorakos DP, Pavlovich C, et al. Resection of metastatic renal cell carcinoma. J Clin Oncol 1998; 16: 2261-2266.
66. Smaldone MC, Fung C, Uzzo RG and Haas NB. Adjuvant and neoadjuvant therapies in high-risk renal cell carcinoma. Hematol Oncol Clin North Am 2011; 25: 765-791.

67. Motzer RJ, Hutson TE, Tomczak P, et al. Sunitinib versus interferon alfa in metastatic renal-cell carcinoma. N Engl J Med 2007;356(2):115-124.
68. Motzer RJ, Hutson TE, Tomczak P, et al. Overall survival and updated results for sunitinib compared with interferon alfa in patients with metastatic renal cell carcinoma. J ClinOncol 2009;27(22):3584-3590.
69. 秦叔逵 . 索坦一线治疗中国转移性肾细胞癌患者的单臂、开放、前瞻性多中心的Ⅳ期临床研究 . 中国,北京 . 第 15 届全国临床肿瘤学大会暨 2012 年 CSCO 学术年会 .
70. Escudier B, Szczylik C, Hutson TE, et al. Randomized phase II trial of first-line treatment with sorafenib versus interferon Alfa-2a in patients with metastatic renal cell carcinoma. J ClinOncol 2009;27(8):1280-1289.
71. Tanigawa G, Kawashima A, Yamaguchi S, et al. Clinical outcome and prognostic factors of sorafenib in Japanese patients with advanced renal cell carcinoma in general clinical practice. Jpn J Clin Oncol 2001;41(11):1265-1270.
72. 周爱萍,何志嵩,于世英,等 . 索拉非尼治疗转移性肾癌的临床试验 . 中华泌尿外科杂志 2009;30(1):10-14.
73. Zhang H, Dong B, Lu JJ, et al. Efficacy of sorafenib on metastatic renal cell carcinoma in Asian patients:results from a multicenter study.BMC Cancer 2009;9:249.
74. Xie XD et al. Efficacy and toxicity of sorafenib in patients with advanced renal cell cancer in northeast China:A multicenter study. J Clin Oncol 29:2011(suppl;abstr e15046).
75. 崔传亮,马建辉,郭军,等 . 索拉非尼一线治疗晚期转移性肾癌的 II 期临床研究 . 中华泌尿外科杂志 2009;30(1):15-17.
76. Sternberg CN, Davis ID, Mardiak J, et al. Pazopanib in locally advanced or metastatic renal cell carcinoma:results of a randomized phase Ⅲ trial. J Clin Oncol 2010 Feb 20;28(6):1061-1068.
77. Motzer R, Hutson T, Reeves J, et al. Randomized, open label, phase Ⅲ trial of pazopanib versus sunitinib in first-line treatment of patients with metastatic renal cell carcinoma(mRCC);Results of the COMPARZ trial [abstract]. ESMO 2012; Abstract LBA 8.
78. Jun Guo, Jie Jin, Yiran Huang, et al. Comparison of PFS and safety for Asian compared to North American and European populations in the phase Ⅲ trial of pazopanib versus sunitinib in patients with treatment-naive RCC(COMPARZ). J Clin Oncol 31, 2013(suppl 6;abstr 366).
79. Escudier B, Pluzanska A, Koralewski P, et al. Bevacizumab plus interferon alfa-2a for treatment of metastatic renal cell carcinoma:a randomised, double-blind phase Ⅲ trial. Lancet 2007;370(9605):2103-2111.

80. Rini BI, Halabi S, Rosenberg JE, et al. Phase Ⅲ trial of bevacizumab plus interferon alfa versus interferon alfa monotherapy in patients with metastatic renal cell carcinoma: final results of CALGB 90206. J Clin Oncol 2010; 28(13): 2137-2143.
81. Hudes G, Carducci M, Tomczak P, et al. Temsirolimus, interferon alfa, or both for advanced renal-cell carcinoma. N Engl J Med 2007; 356(22): 2271-2281.
82. Motzer RJ, Bacik J, Murphy BA, et al. Interferon-alfa as a comparative treatment for clinical trials of new therapies against advanced renal cell carcinoma. J Clin Oncol 2002; 20(1): 289-296.
83. Coppin C, Porzsolt F, Awa A, et al. Immunotherapy for advanced renal cell cancer. Cochrane Database Syst Rev 2006; 1-65.
84. Bukowski RM. Natural history and therapy of metastatic renal cell carcinoma: the role of interleukin-2. Cancer 1997; 80: 1198-1220.
85. Geertsen PF, Gore ME, Negrier S, et al. Safety and efficacy of subcutaneous and continuous intravenous infusion rIL-2 in patients with metastatic renal cell carcinoma. Br J Cancer 2004; 90: 1156-1162.
86. Tourani JM, Lucas V, Mayeur D, et al. Subcutaneous recombinant interleukin-2 (rIL-2) in out-patients with metastatic renal cell carcinoma: results of a multicenter SCAPP1 trial. Ann Oncol 1996; 7: 525-528.
87. 盛锡楠，李峻岭，郭军，等. 重组人源化白细胞介素-2 治疗转移性肾癌的Ⅲ期临床研究. 中华肿瘤杂志 2008; 30: 129-133.
88. Motzer RJ, Escudier B, Oudard S, et al. Efficacy of everolimus in advanced renal cell carcinoma: a double-blind, randomized, placebo-controlled phase Ⅲ trial. Lancet 2008; 372: 449-456.
89. Motzer RJ, Escudier B, Oudard S, et al. Phase 3 trial of everolimus for metastatic renal cell carcinoma: final results and analysis of prognostic factors. Cancer 2010; 116: 4256-4265.
90. Jun Guo, Yiran Huang, Xu Zhang, et al. Safety and efficacy of everolimus in Chinese patients with metastatic renal cell carcinoma resistant to vascular endothelial growth factor receptor-tyrosine kinase inhibitor therapy: an open-label phase 1b study. BMC Cancer 2013; 13: 136.
91. Rini BI, Escudier B, Tomczak P et al. Comparative effectiveness of axitinib versus sorafenib in advanced renal cell carcinoma (AXIS): a randomized phase 3 trial. Lancet 2011; 378: 1931-1939.
92. Amato RJ, Jac J, Harris P, et al. A phase ii trial of intra-patient dose escalated- sorafenib in patients (pts) with metastatic renal cell cancer (mrcc) [abstract 5122]. Proc Am Soc Clin Oncol 2008; 26: 280s.
93. Shepard DR, Rini BI, Garcia JA, et al. A multicenter prospective trial of sorafenib in patients (pts) with metastatic clear cell

renal cell carcinoma (mccrcc) refractory to prior sunitinib or bevacizumab [abstract 5123]. Proc Am Soc Clin Oncol 2008; 26:280s.

94. 斯璐,马建辉,周爱萍,等. 索拉非尼增量治疗转移性肾癌的初步报告. 中华泌尿外科杂志 2009;30:18-20.

95. Sosman JA,Flaherty KT,Atkins MB,et al. Updated results of phase I trial of sorafenib (S) and bevacizumab (B) in patients with metastatic renal cell cancer. J Clin Oncol 2008 26(15s),abstract 5011.

96. McDermott DF,Judith Manola,Michael Pins,et al. The BEST trial (E2804):A randomized phase II study of VEGF,RAF kinase,and mTOR combination targeted therapy (CTT) with bevacizumab (bev),sorafenib (sor),and temsirolimus (tem) in advanced renal cell carcinoma (RCC). J Clin Oncol 31,2013 (suppl 6;abstr 345).

97. 盛锡楠,郭军,等. 索拉非尼联合贝伐单抗用于晚期肾癌二线靶向治疗的 II 期临床研究. 中国,北京. 第 15 届全国临床肿瘤学大会暨 2012 年 CSCO 学术年会.

98. Di Lorenzo G,Carten ì G,Autorino R,et al. Phase II study of sorafenib in patients with sunitinib-refractory metastatic renal cell cancer. J Clin Oncol 2009;27(27):4469-4474.

99. Garcia JA,Hutson TE,Elson P,et al. Sorafenib in patients with metastatic renal cell carcinoma refractory to either sunitinib or bevacizumab. Cancer 2010;116(23):5383-5390.

100. Dudek AZ,Zolnierek J,Dham A,et al. Sequential therapy with sorafenib and sunitinib in renal cell carcinoma. Cancer 2009; 115(1):61-67.

101. Eichelberg C,Heuer R,Chun FK,et al. Sequential use of the tyrosine kinase inhibitors sorafenib and sunitinib in metastatic renal cell carcinoma:a retrospective outcome analysis. Eur Urol 2008;54(6):1373-1378.

102. Escudier B,Eisen T,Stadler WM,et al. Sorafenib in advanced clear-cell renal-cell carcinoma. N Engl J Med 2007;356:125-134.

103. Motzer RJ,Rini BI,Bukowski RM,et al. Sunitinib in patients with metastatic renal cell carcinoma. JAMA 2006;295:2516-2524.

104. Motzer RJ,Rini BI,Michaelson MD,et al. Phase 2 trials of SU11248 show antitumor activity in second-line therapy for patients with metastatic renal cell carcinoma. J Clin Oncol 2005;23(380S).Abstract 4508.

105. Blesius A,Beuselinck B,Chevreau C,et al. Are TKIs still active in patients treated with TKI and everolimus? Experience from 36 patients treated in France in the RECORD 1 trial 2010;21(suppl 8):viii271-303.

106. Choueiri TK, Plantade A, Elson P, et al. Efficacy of sunitinib and sorafenib in metastatic papillary and chromophobe renal cell carcinoma. J Clin Oncol 2008;26(1):127-131.
107. Stadler WM, Figlin RA, McDermott DF, et al. Safety and efficacy results of the advanced renal cell carcinoma sorafenib expanded access program in North America. Cancer 2010;116(5):1272-1280.
108. Tannir NM, Plimack E, Ng C, Tamboli P, et al. A phase 2 trial of sunitinib in patients with advanced non-clear cell renal cell carcinoma. Eur Urol 2012;62(6):1013-1019.
109. Christian U. Blank, Petri Bono, James M. G. Larkin, et al. Safety and efficacy of everolimus in patients with non-clear cell renal cell carcinoma refractory to VEGF-targeted therapy: Subgroup analysis of REACT. J Clin Oncol 30, 2012 (suppl 5; abstr 402).
110. Escudier B, Bracarda S, Maroto JP, et al. Open-label phase II trial of first-line everolimus Monotherapy in patients with advanced papillary renal cell carcinoma: RAPTOR interim analysis [abstract]. ESMO 2012; Abstract 2696.
111. Dutcher JP, Nanus D. Long-term survival of patients with sarcomatoid renal cell cancer treated with chemotherapy. Med Oncol 2011;28(4):1530-1533.
112. Nanus DM, Garino A, Milowsky MI, et al. Active chemotherapy for sarcomatoid and rapidly progressing renal cell carcinoma. Cancer 2004;101(7):1545-1551.
113. Haas NB, Lin X, Manola J, et al. A phase II trial of doxorubicin and gemcitabine in renal cell carcinoma with sarcomatoid features: ECOG 8802. Med Oncol 2012;29(2):761-767.
114. Richey SL, Ng C, Lim ZD, et al. Durable remission of metastatic renal cell carcinoma with gemcitabine and capecitabine after failure of targeted therapy. J Clin Oncol 2011;29:e203-205.
115. annir NM, Thall PF, Ng CS, et al. A phase II trial of gemcitabine plus capecitabine for metastatic renal cell cancer previously treated with immunotherapy and targeted agents. J Urol 2008;180:867-872.
116. 何慧清，许晓军，任志娟．经皮椎体成形术缓解多发性骨髓瘤疼痛和预防截瘫的疗效．实用肿瘤杂志 2005;20(5):438-439.
117. 肾癌骨转移临床诊疗专家共识(2008 版). 中华肿瘤杂志 2010;32(4):317-319.
118. Samlowski WE, Majer M, Boucher KM, et al. Multidisciplinary treatment of brain metastases derived from clear cell renal cancer incorporating stereotactic radiosurgery. Cancer 2008;113:2539-2548.
119. Brinkmann OA, Semik M, Gosherger G, et al. The role of residual tumor resection in patients with metastatic renal cell

carcinoma and partial remission following immunotherapy. Eur Urol 2007;6:641-645.

120. Patyna S, Peng J. Distribution of sunitinib and its active metabolite in brain and spinal cord tissue following oral or intravenous administration in rodents and monkeys. Eur J Cancer 2006;4:21.

121. Minocha M, Khurana V, Qin B, et al. Co-administration strategy to enhance brain accumulation of vandetanib by modulating P-glycoprotein (P-gp/Abcb1) and breast cancer resistance protein (Bcrp1/Abcg2) mediated efflux with m-TOR inhibitors. Int J Pharm. 2012;434(1-2):306-314.

122. Henderson CA, Bukowski RM, Stadler WM, et al.The Advanced Renal Cell Carcinoma Sorafenib (ARCCS) expanded access trial: Subset analysis of patients (pts) with brain metastases (BM). J Clin Oncol 2007;25 (suppl 18s).Abstract 15506.

123. Gore ME, Hariharan S, Porta C, et al. Sunitinib in metastatic renal cell carcinoma patients with brain metastases. Cancer 2011 Feb 1;117(3):501-509

124. Donat SM, Diaz M, Bishoff JT, Follow-up for Clinically Localized Renal Neoplasms: AUA Guideline. J Urol 2013;190(2): 407-416.